病毒防护我能行

提高孩子的病毒防护意识

走开！病毒怪

刘宝恒 编著

U0299099

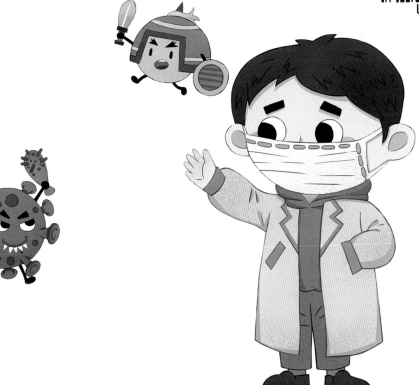

浙江摄影出版社
全国百佳图书出版单位

浩宇非常喜欢小动物，他希望自己长大以后能够成为动物园的饲养员，这样就能每天和可爱的动物们待在一起啦！

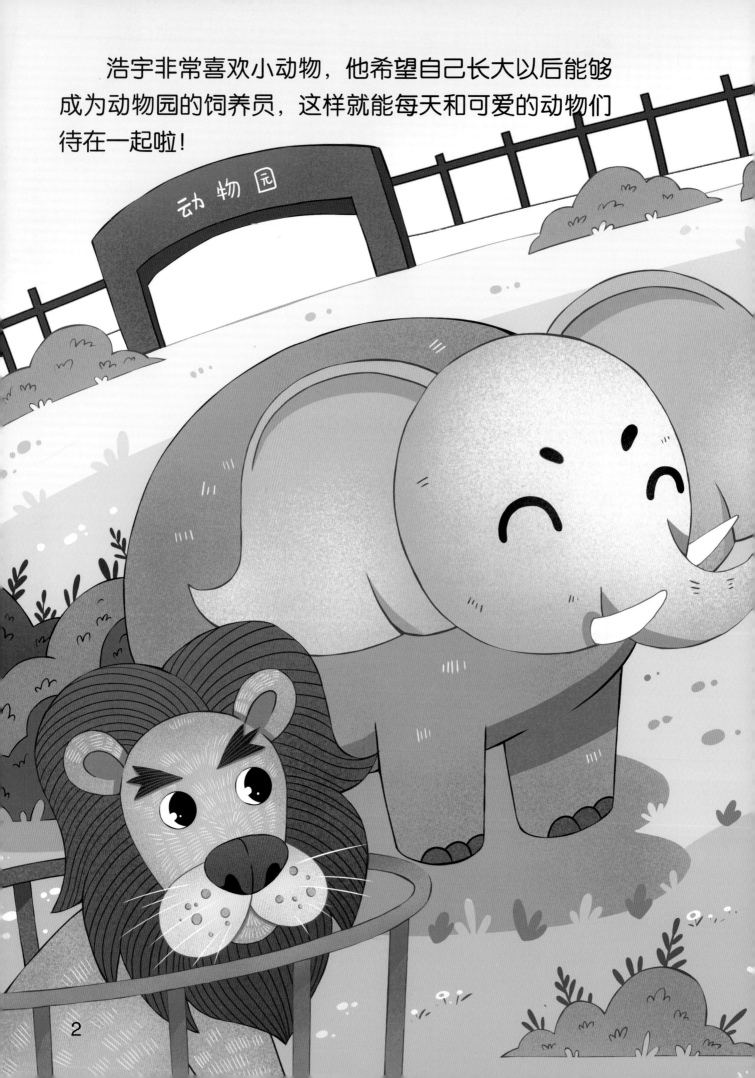

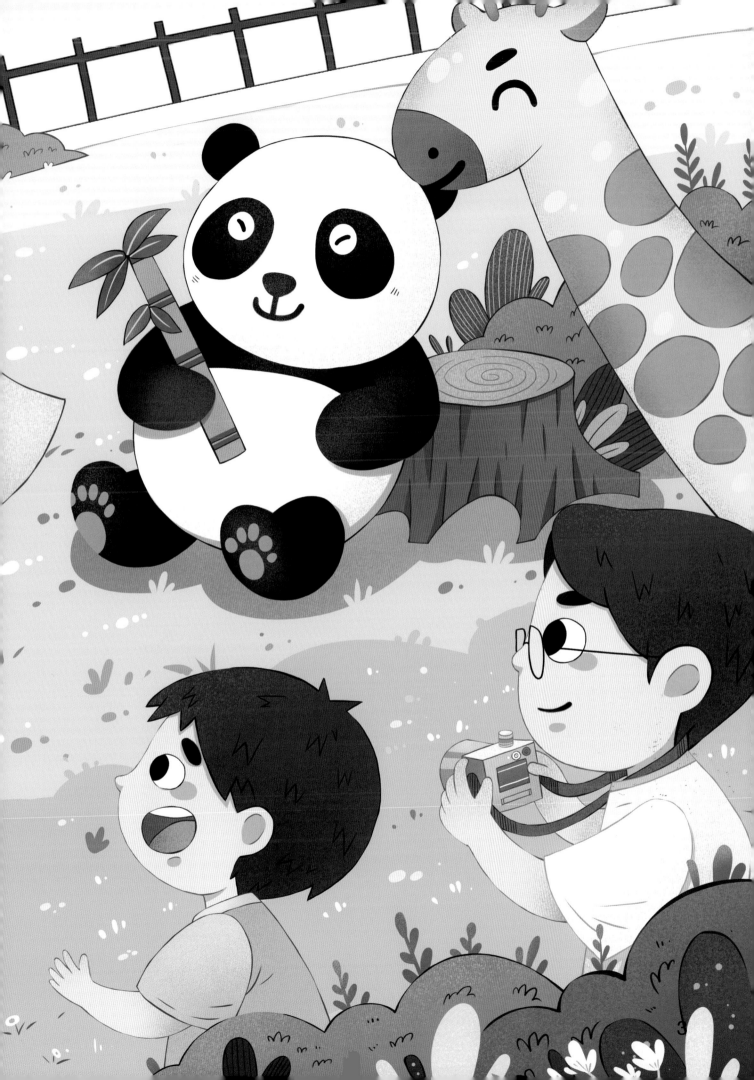

爸爸告诉浩宇，虽然动物园既安全又舒适，但广袤的大自然才是动物们真正的家园。这些年，自然环境不断遭到污染和破坏，导致很多动物失去了栖息地，甚至濒临灭绝。

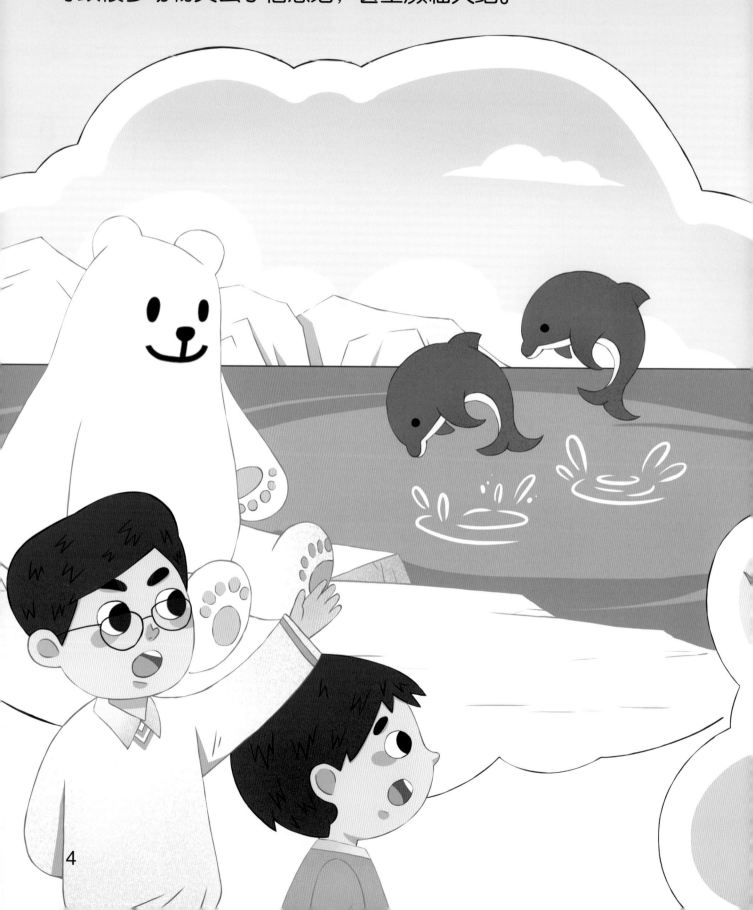

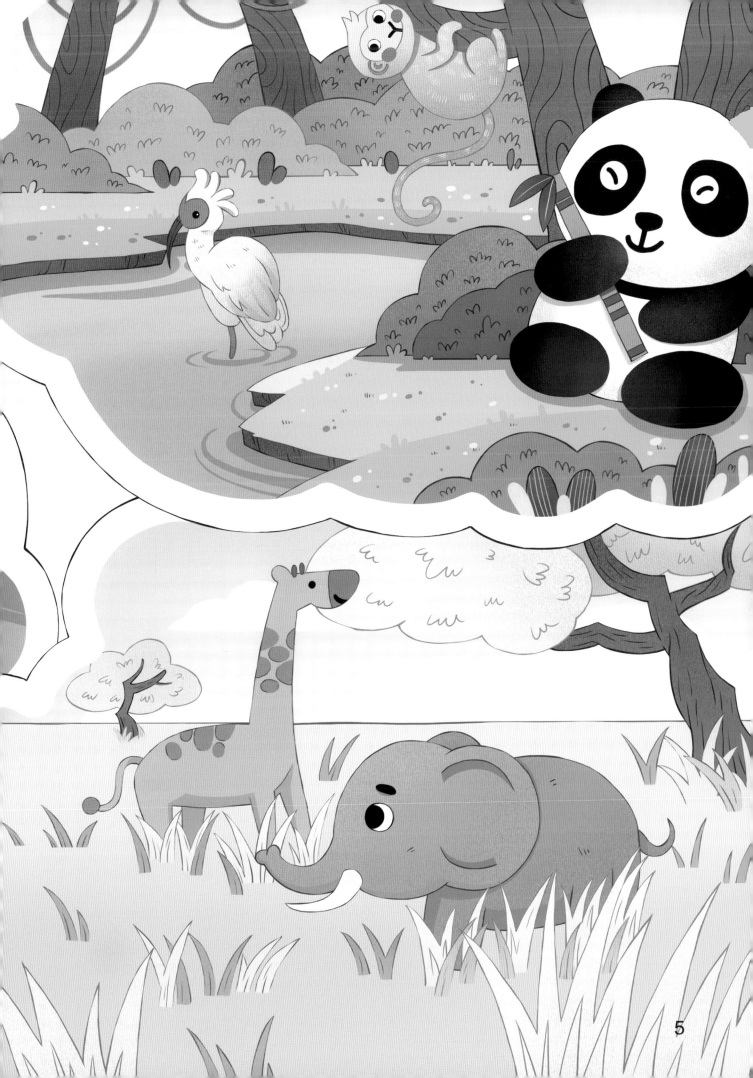

更有一些贪婪又自私的人，为了获取利益，不惜潜入山林，去捕杀那些无辜的野生动物。

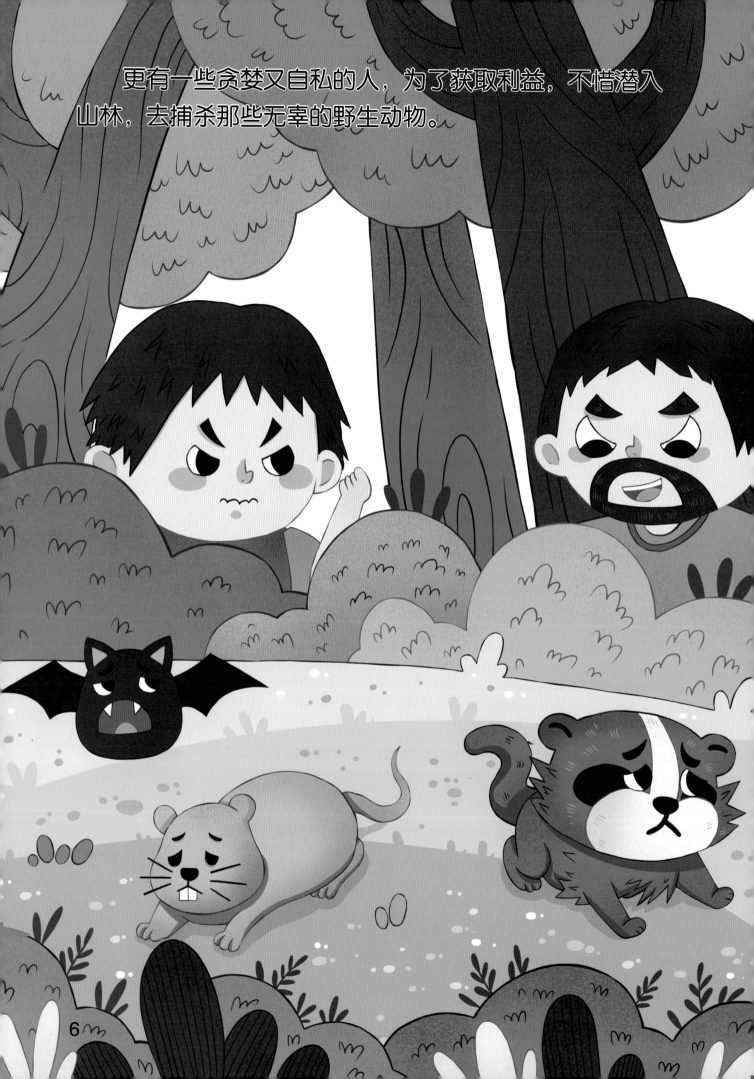

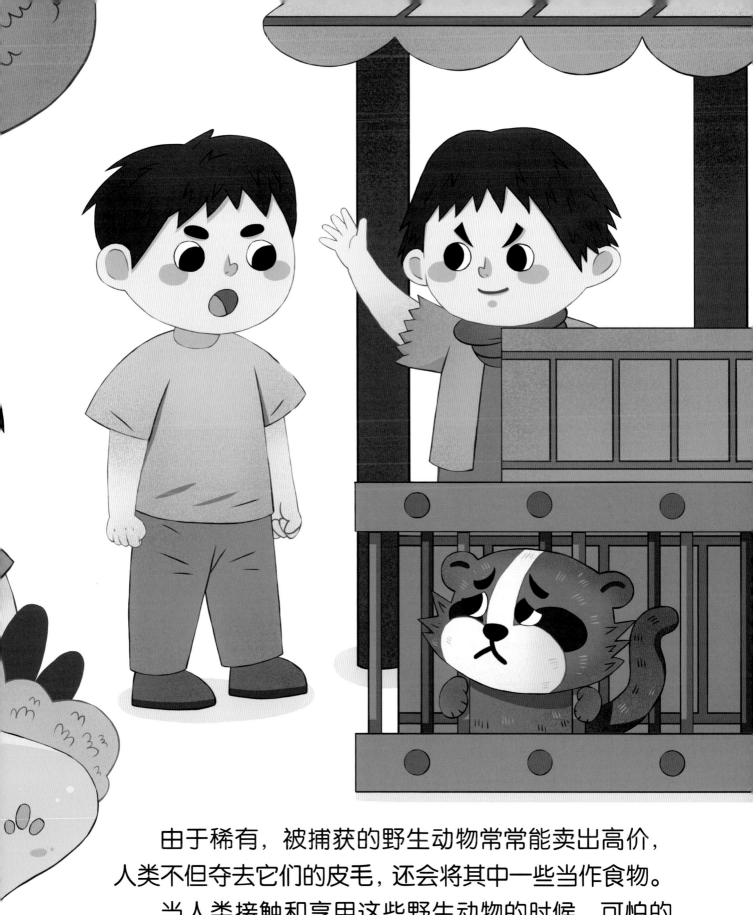

　　由于稀有，被捕获的野生动物常常能卖出高价，人类不但夺去它们的皮毛，还会将其中一些当作食物。

　　当人类接触和享用这些野生动物的时候，可怕的现象正在悄悄发生——寄宿在野生动物身上的病毒开始攻击人类了！

病毒的结构通常都很简单——主要由蛋白质外壳和内部的遗传物质构成。由于病毒实在太微小，人类需要借助显微镜才能看清楚它们的真面目。病毒必须寄宿在其他生命体（宿主）上才能够生存和繁殖。

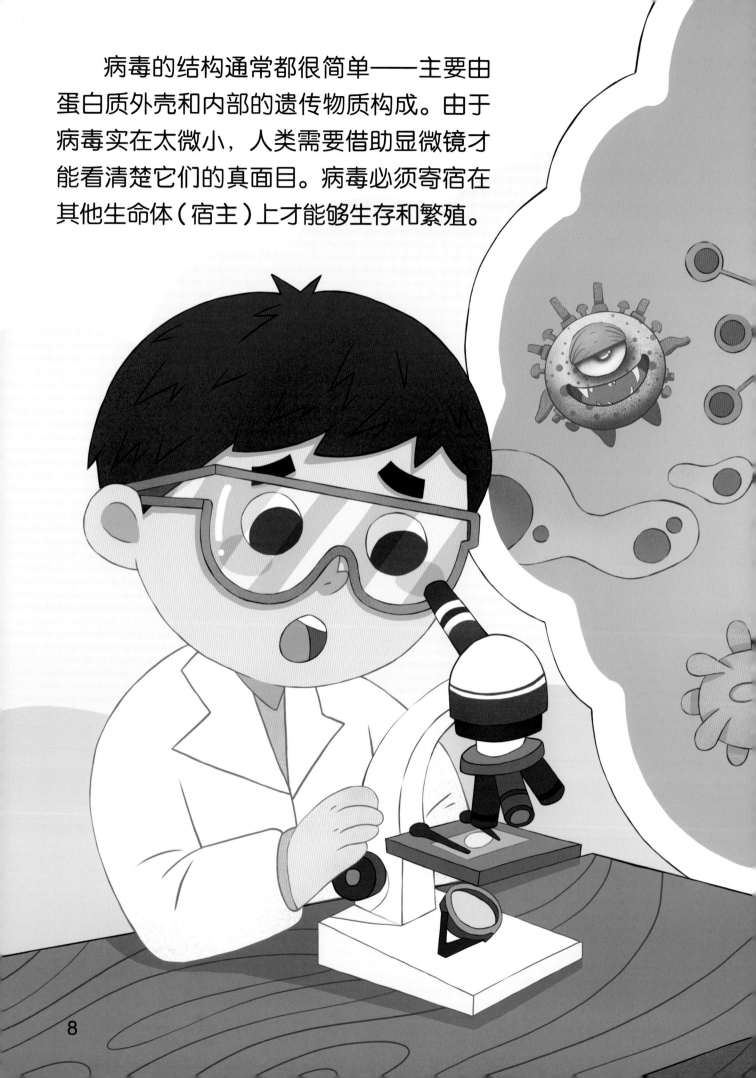

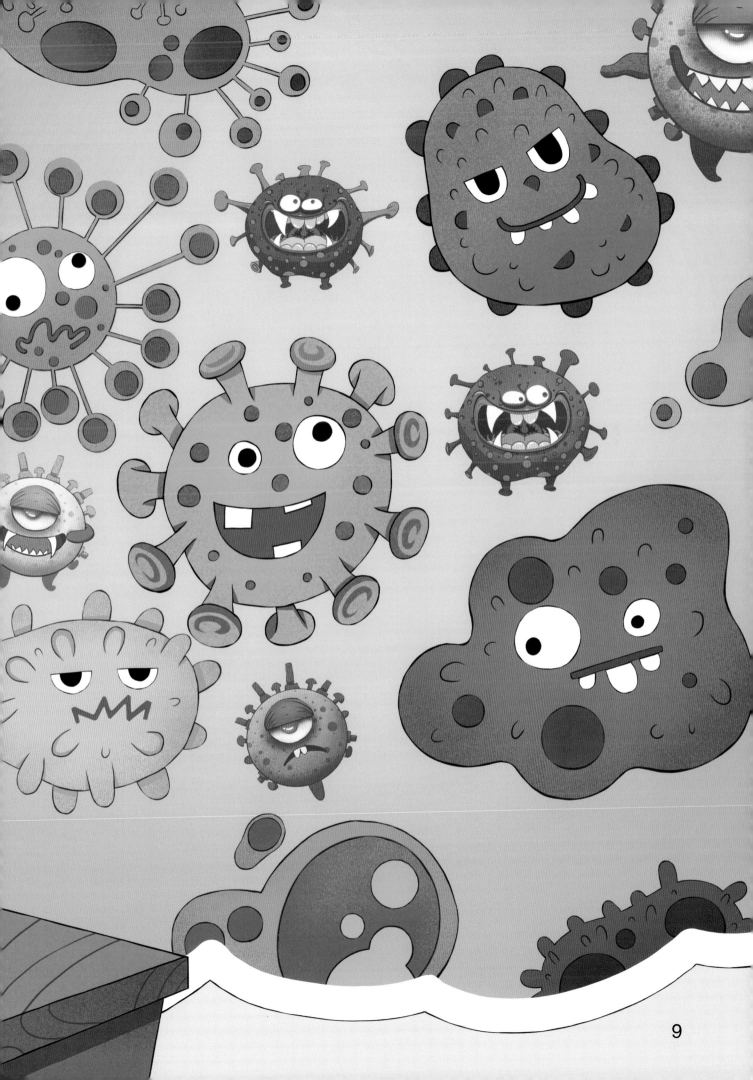

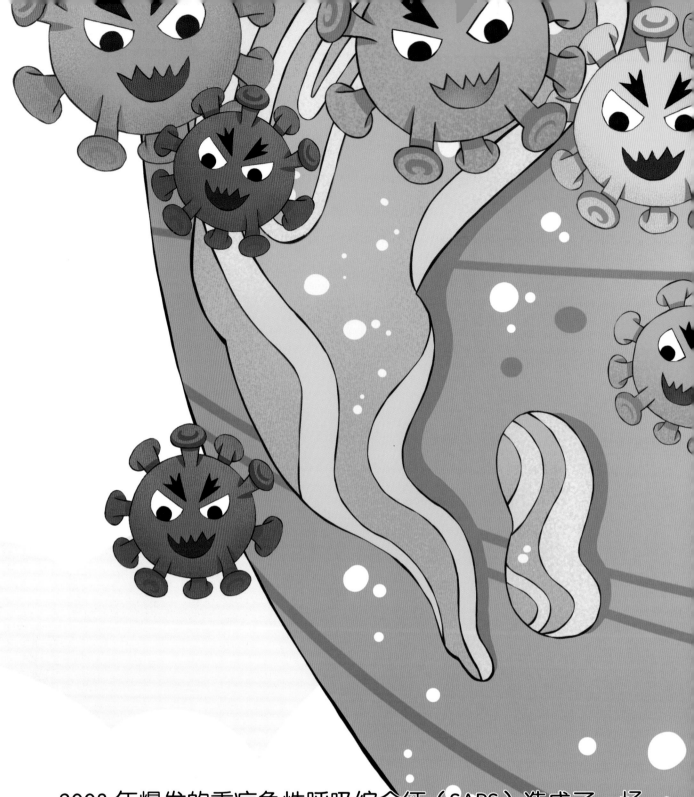

　　2003 年爆发的重症急性呼吸综合征（SARS）造成了一场全球性的大灾难。

　　这是一种由 SARS 冠状病毒所引发的急性呼吸道传染病，病毒不断地传播和繁殖，从一个城市扩散到许多个城市，又从一个国家蔓延到更多国家。

　　许许多多的人因此而生病，甚至失去宝贵的生命……

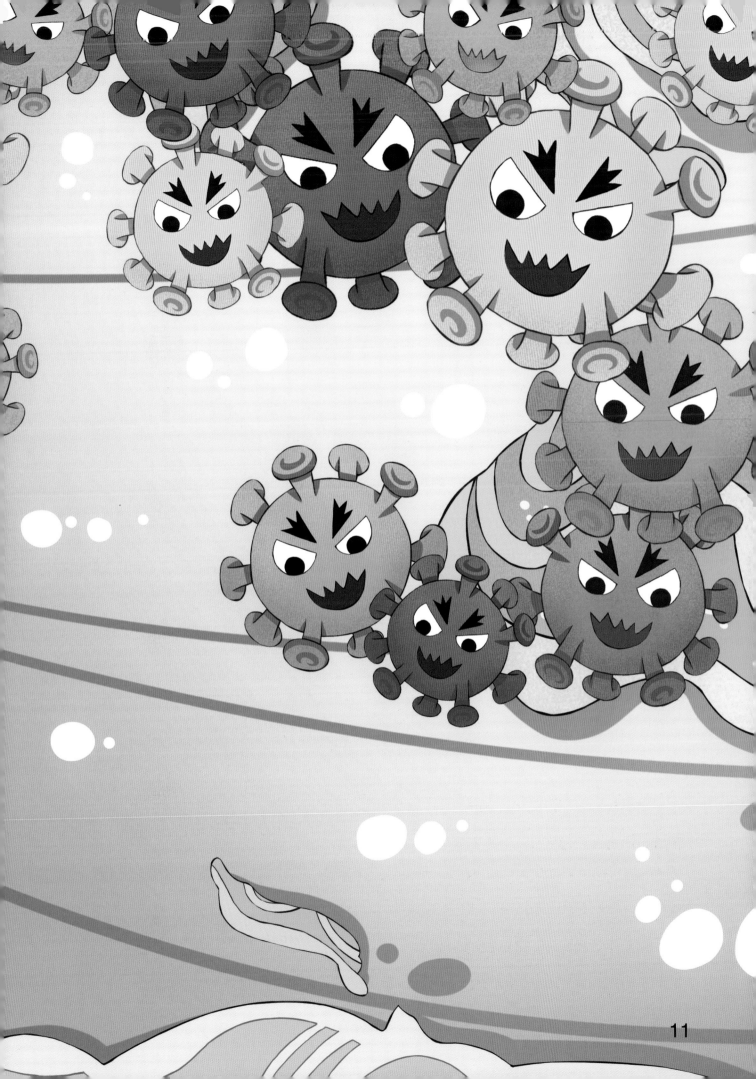

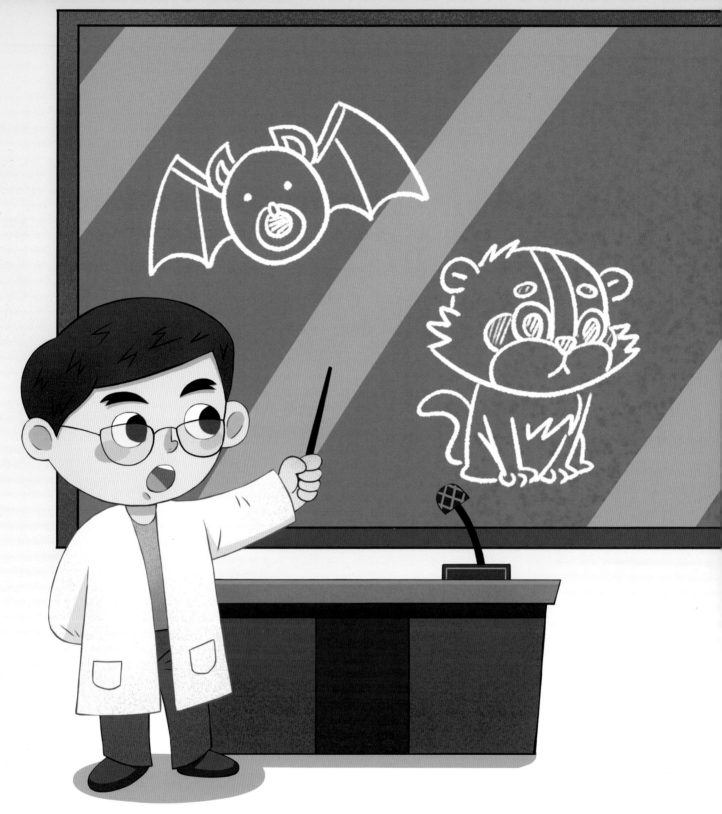

　　人们习惯将 SARS 冠状病毒引起的传染性非典型肺炎称为"非典"，这种疾病的传染性强，传播速度快，还有 1~16 天的潜伏期。

　　有科学家认为，SARS 冠状病毒来自野生动物，人类在捕猎和食用这些野生动物时被病毒感染并导致发病。

SARS 冠状病毒能在人与人之间通过飞沫进行传播，也能够通过接触患者的呼吸道分泌物进行传播。

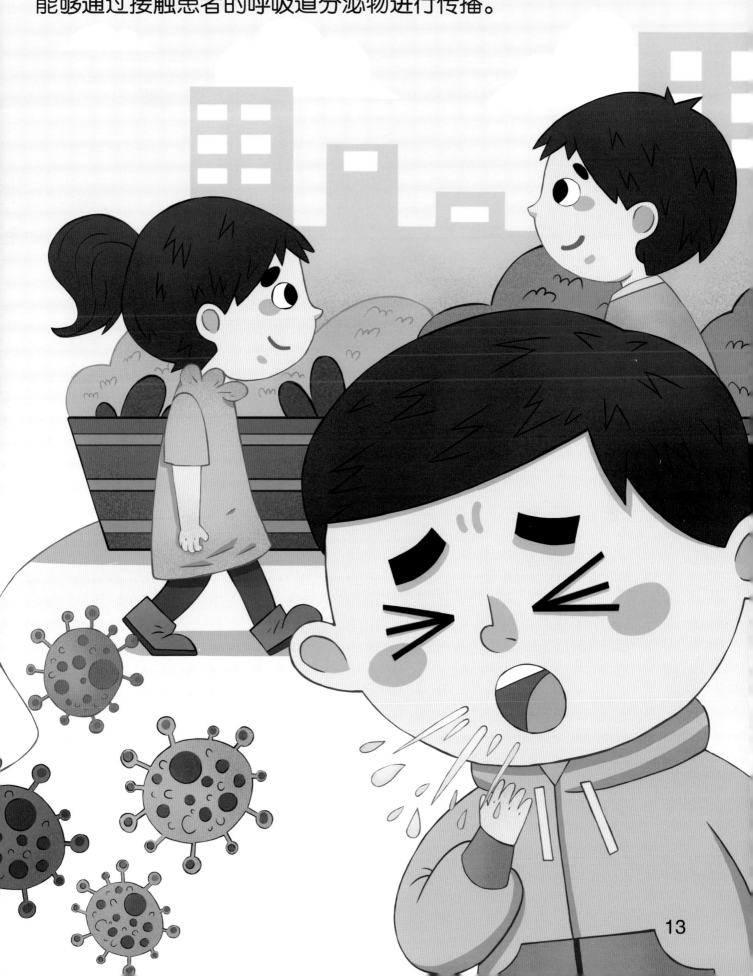

幸运的是，人体的免疫系统不会对入侵的病毒坐视不理。只要病毒攻击人体，免疫细胞卫士们就会在第一时间冲锋，进行反击。可如果病毒实在太多，就会突破免疫系统的"铜墙铁壁"，导致人们开始生病。

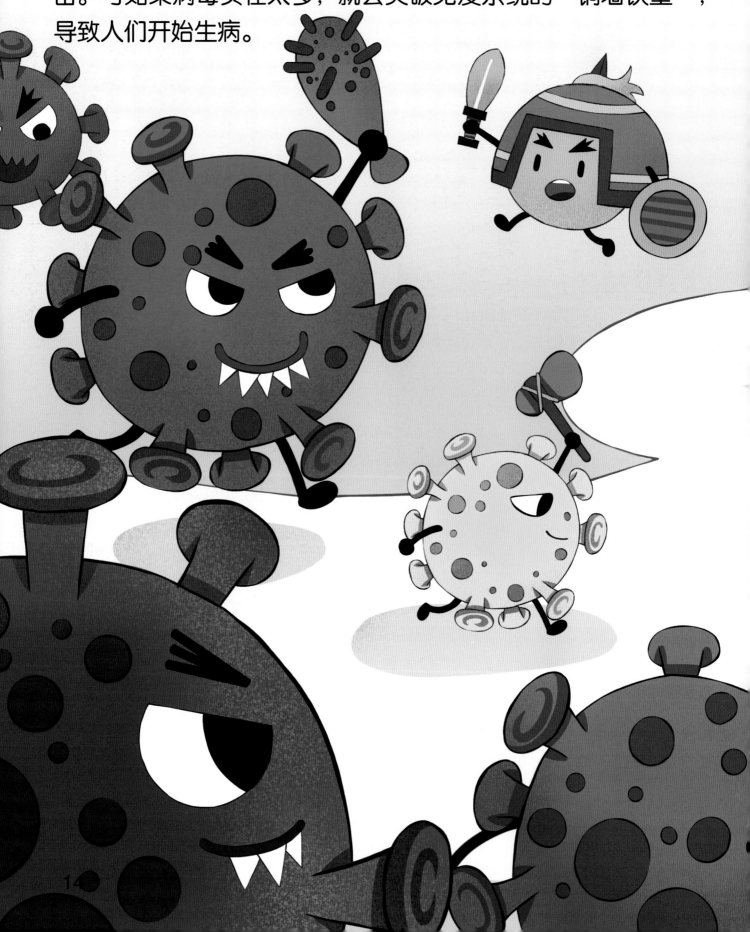

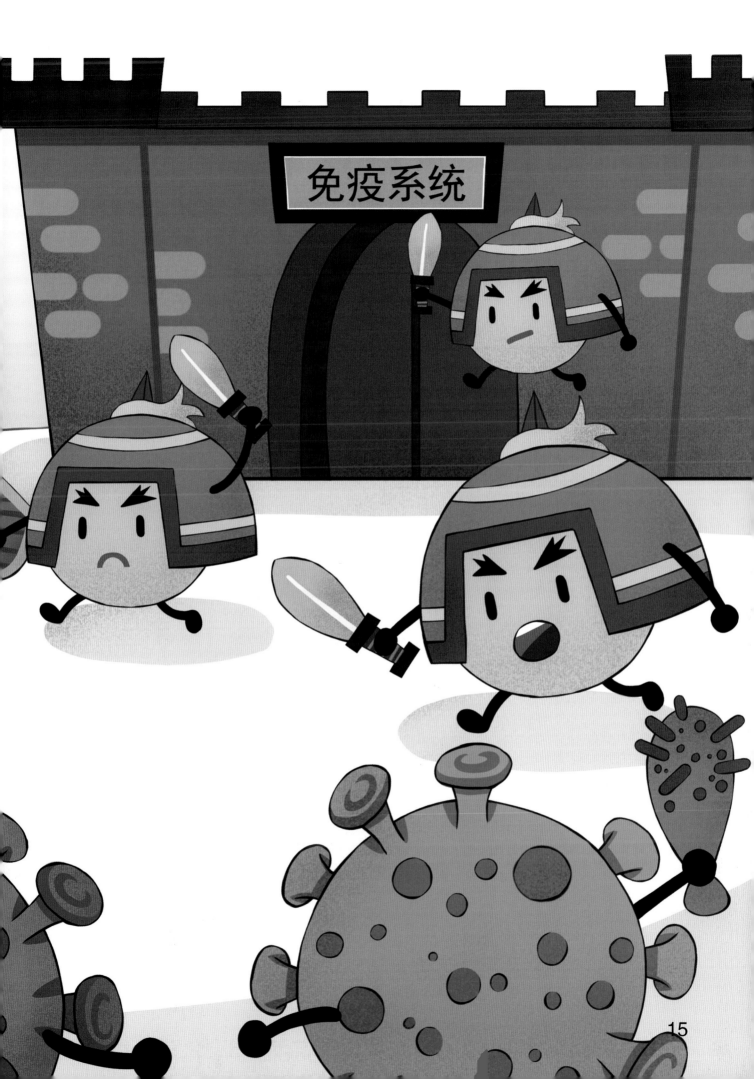

感染 SARS 冠状病毒后，人们会出现发热、怕冷、咳嗽、呼吸困难、腹泻等不良反应，严重的会导致肺炎，甚至危及生命……

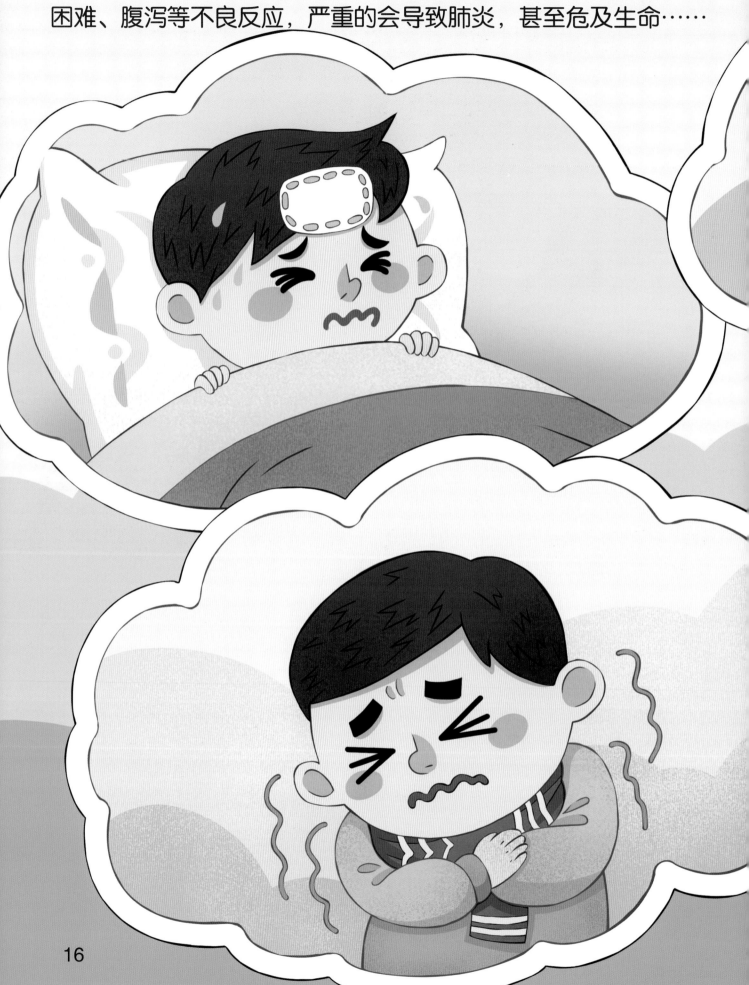

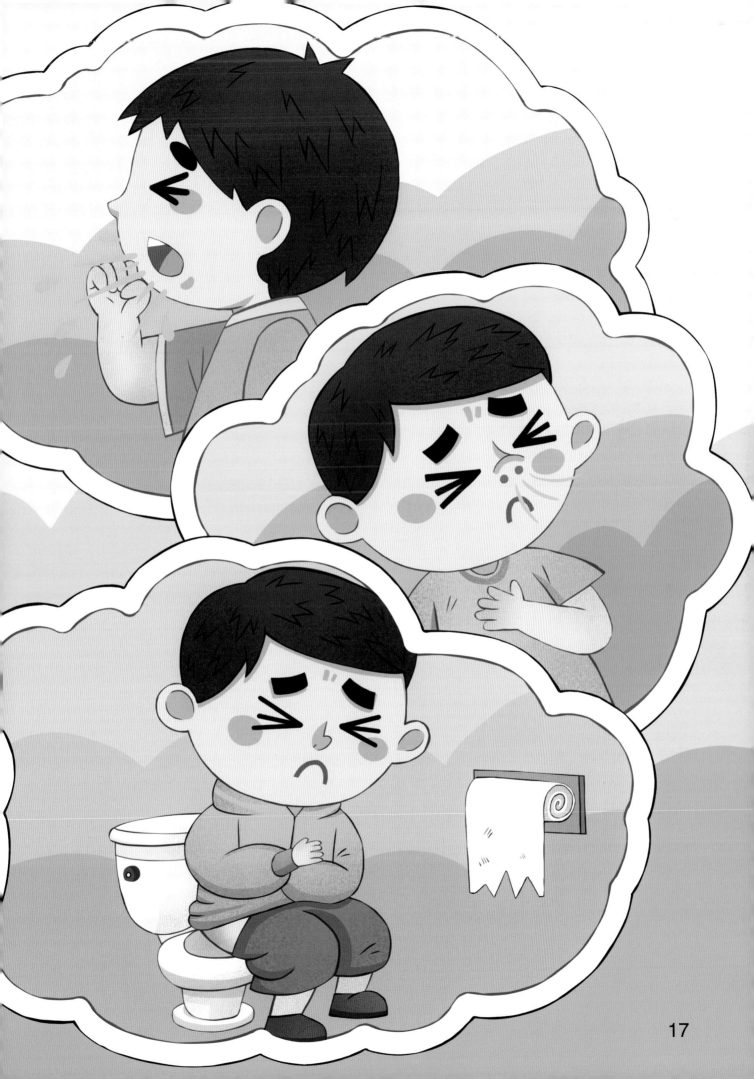

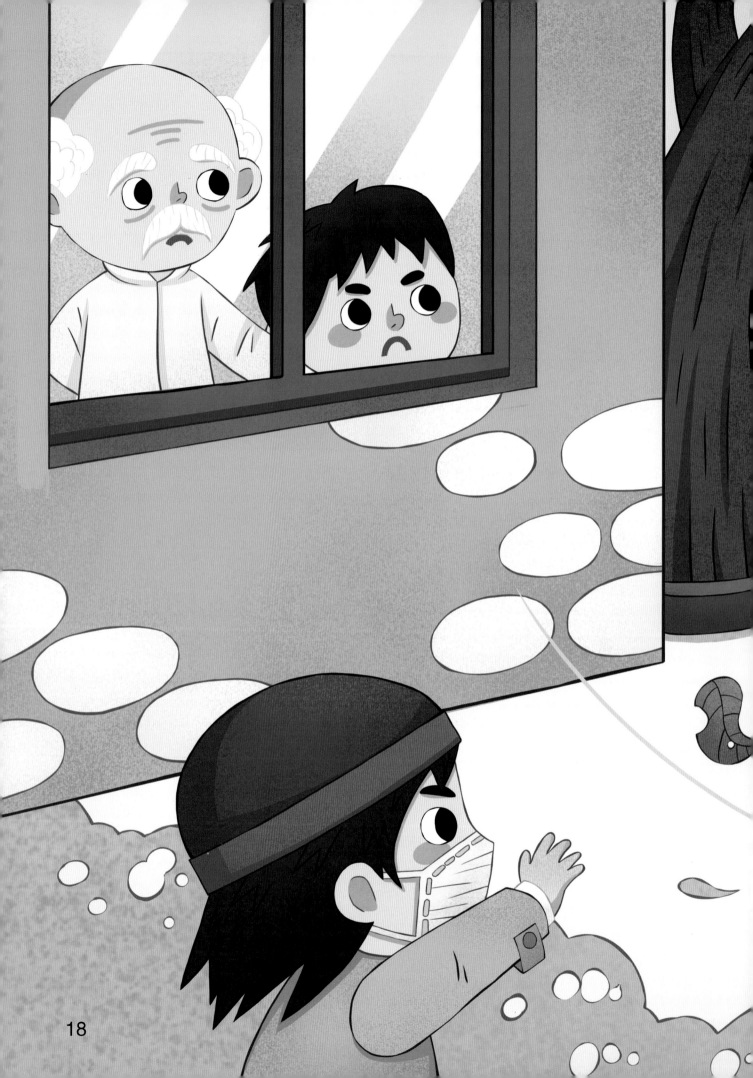

随着被感染的人数越来越多，人们正常的生活秩序被扰乱——大家要尽可能地待在家里，如果需要外出，就必须戴上口罩；从前人来人往的热闹场所变得冷冷清清，大家都自觉地和别人保持着一定的安全距离，甚至不敢和亲朋好友进行面对面的交谈。

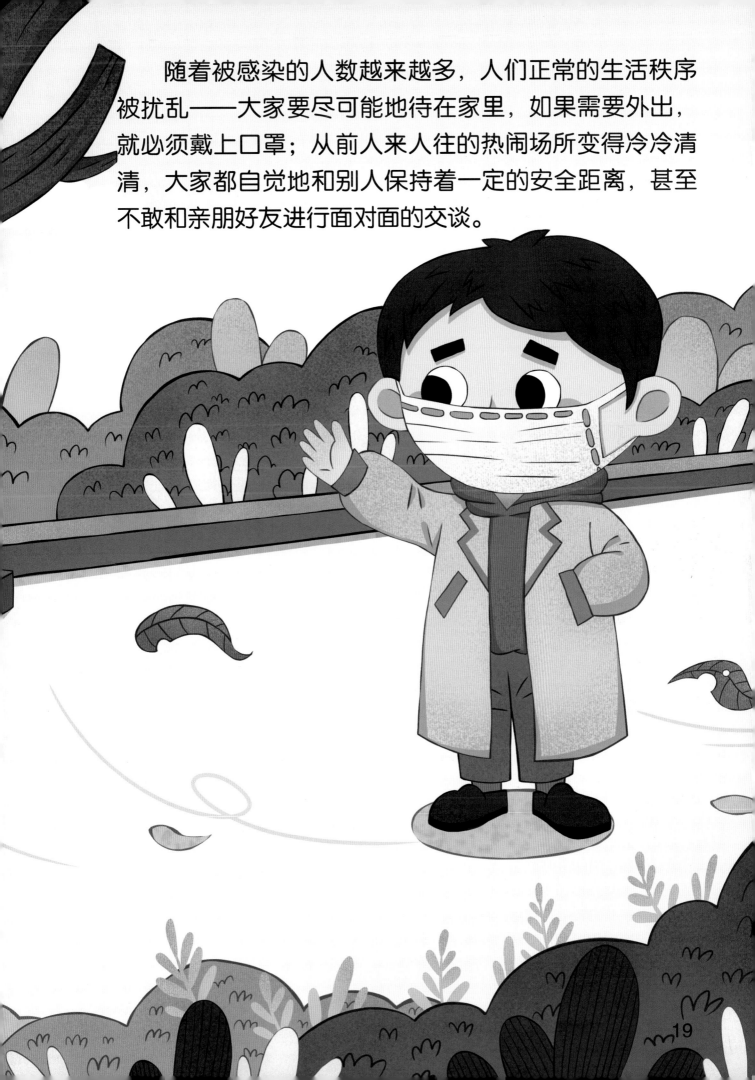

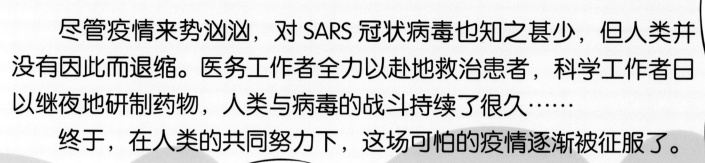

　　尽管疫情来势汹汹，对 SARS 冠状病毒也知之甚少，但人类并没有因此而退缩。医务工作者全力以赴地救治患者，科学工作者日以继夜地研制药物，人类与病毒的战斗持续了很久……

　　终于，在人类的共同努力下，这场可怕的疫情逐渐被征服了。

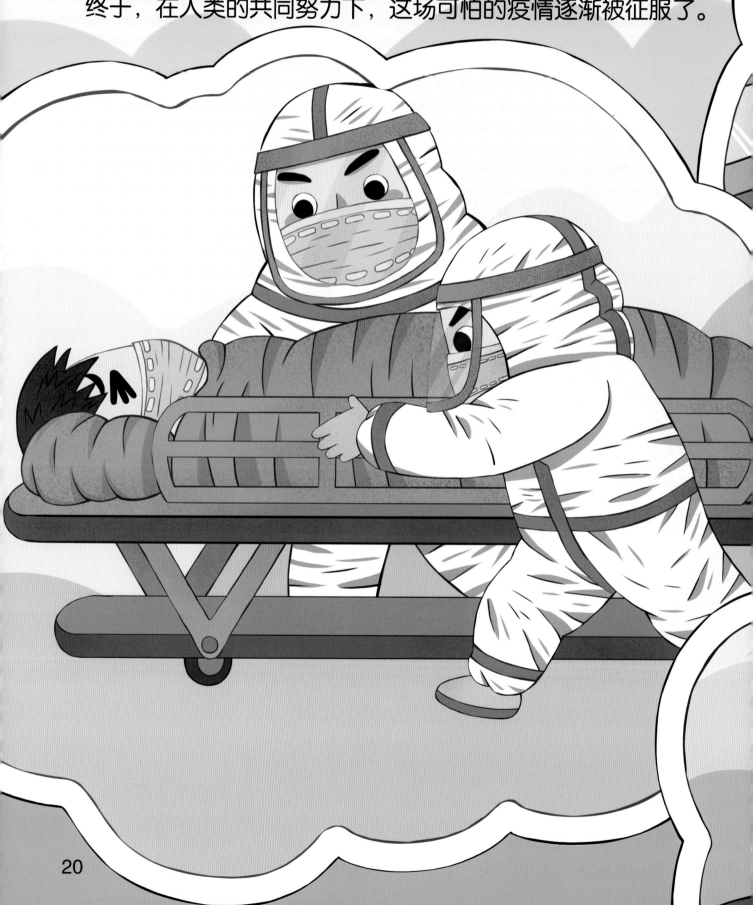

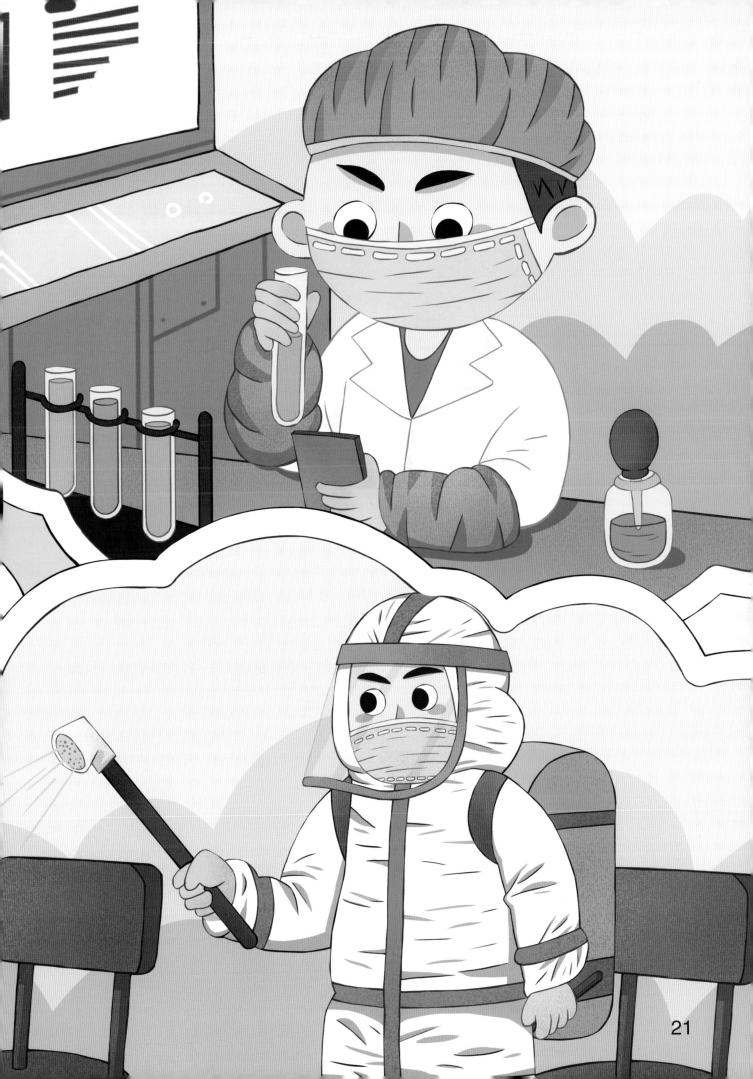

听爸爸讲完 SARS 冠状病毒的故事后，浩宇松了口气，忙问："那平时要怎样才能保护好自己，不受病毒怪的攻击呢？"

"病毒怪喜欢不讲卫生的人，所以养成良好的生活习惯非常重要。"爸爸认真地回答，"勤洗手，勤洗澡，干干净净，病毒怪自然就会离你远远的。"

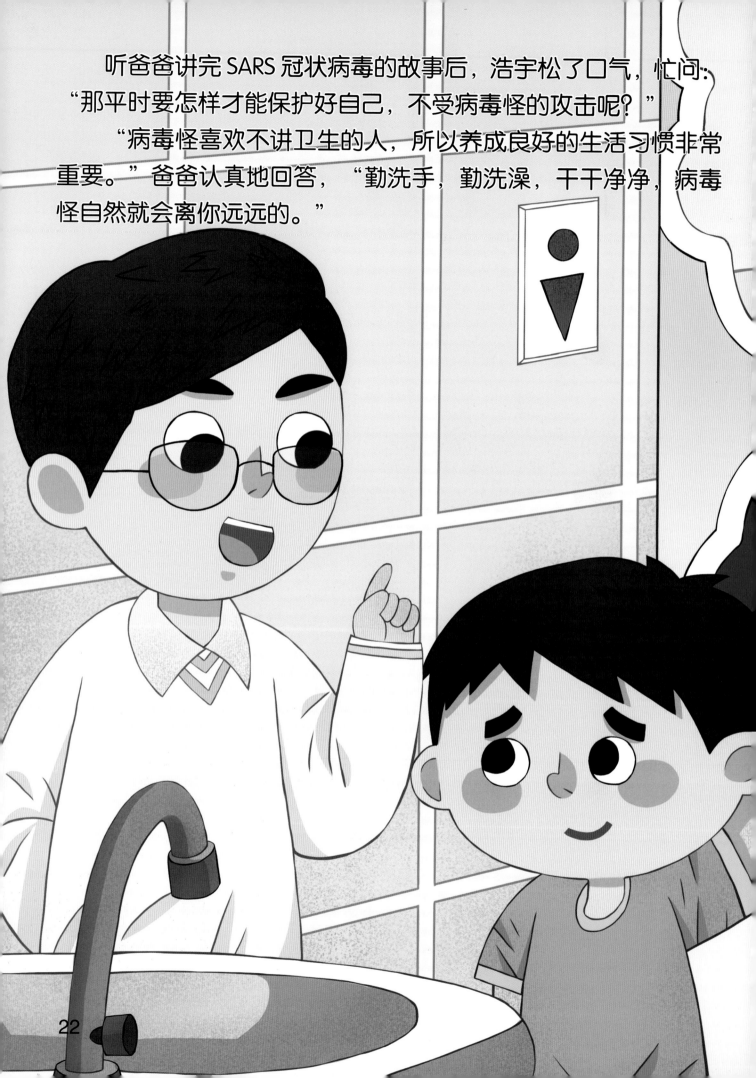

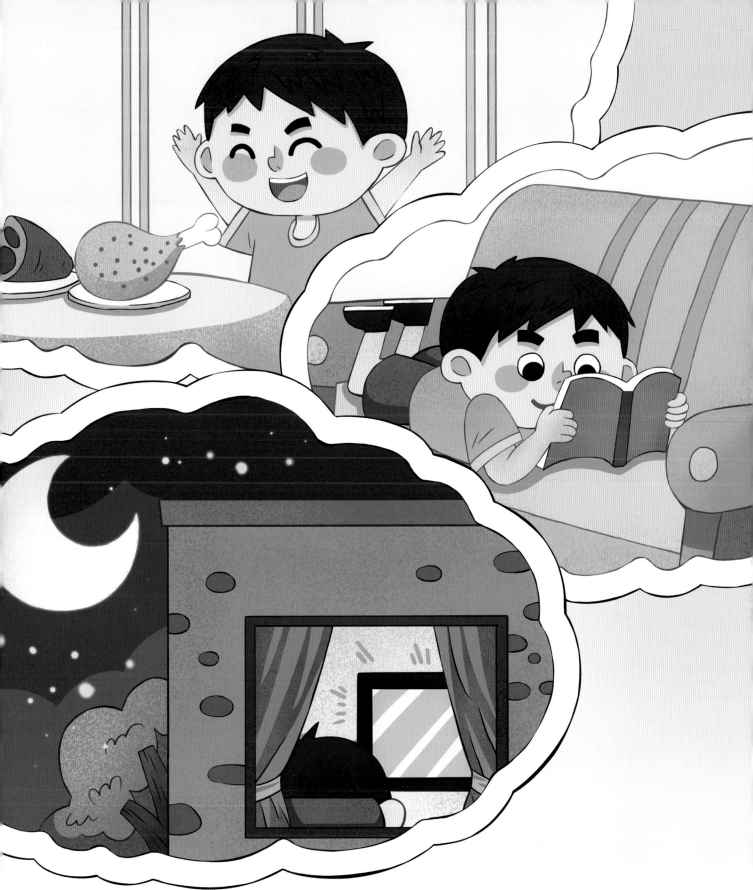

"病毒怪也喜欢免疫力低的人。你要是不按时睡觉、喜欢挑食、不爱运动，那很容易被病毒怪盯上。"

听完这些话，浩宇的脸一下子红了，心想："爸爸说的不就是我吗……我以后可一定要改掉这些坏毛病！"

当然，更重要的是从源头切断病毒与人类的联系。

如果大家都能做到坚决不吃野味，不使用野生动物的皮毛制品，那就不会有人去捕杀和贩卖野生动物。

保护野生动物，维护生态平衡，是每一位地球公民的责任和义务！

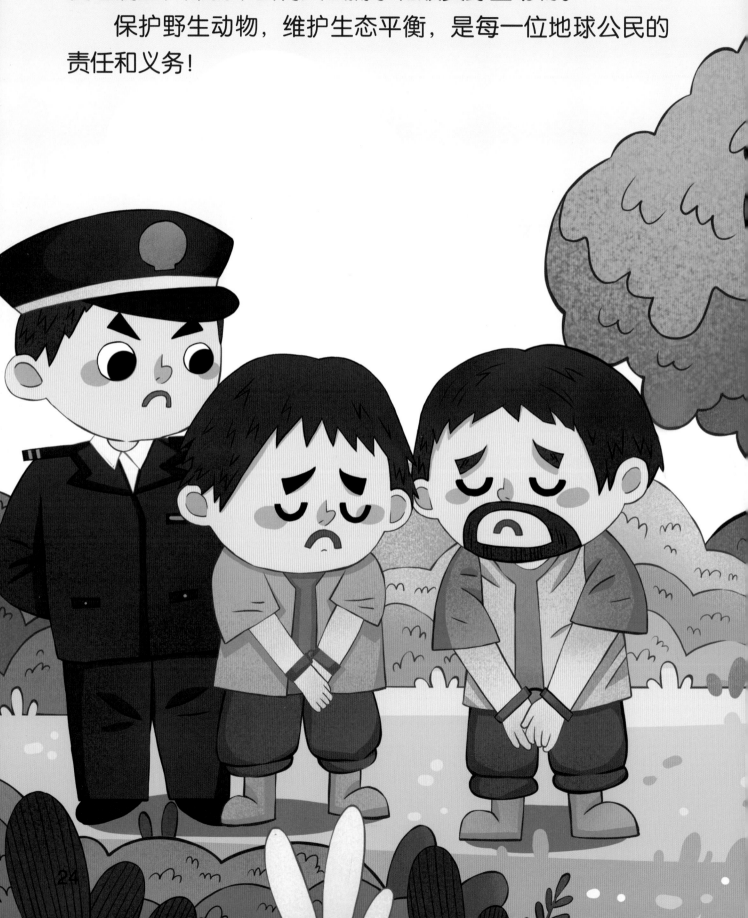

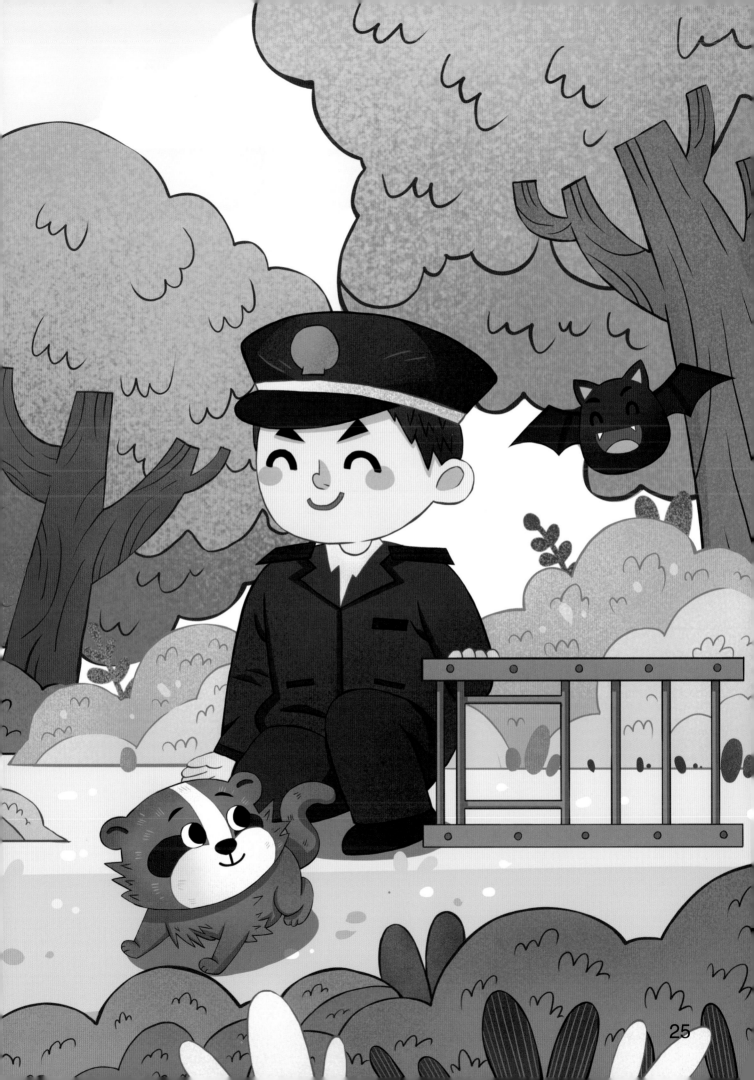

这天晚上，浩宇做了一个美美的梦——梦见地球的环境得到恢复，所有动物都回到美丽的大自然。人类与动物和平相处，成为最好的朋友，大家一起在这个蔚蓝色的星球上过着快乐、幸福的生活！

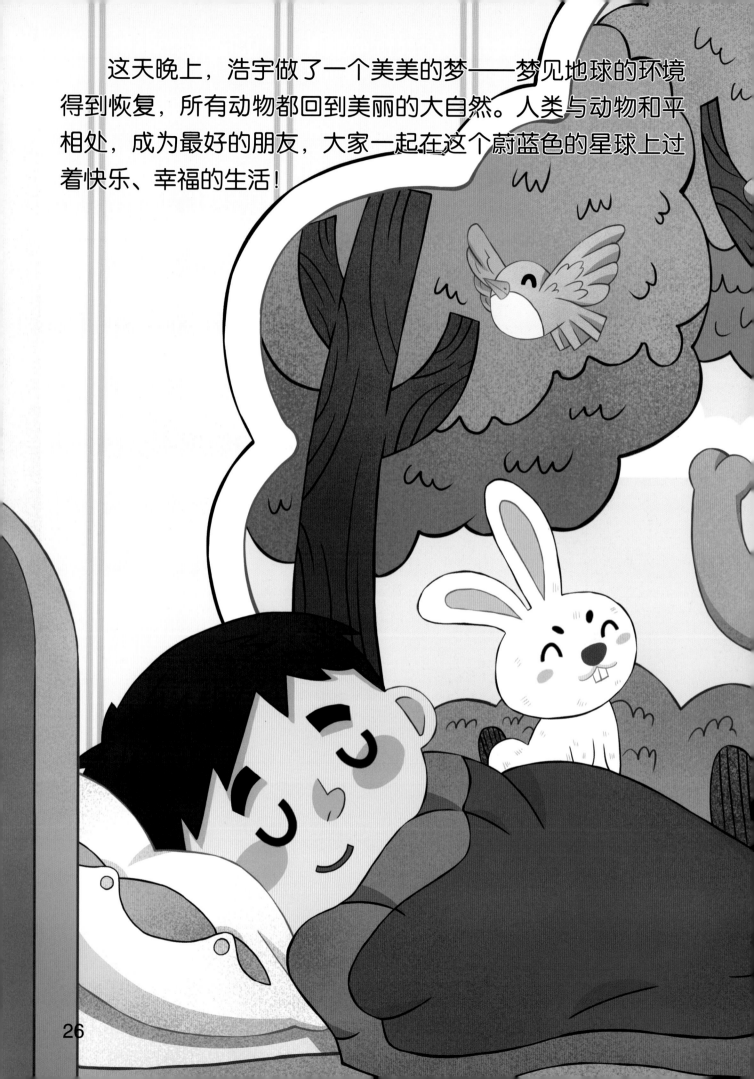

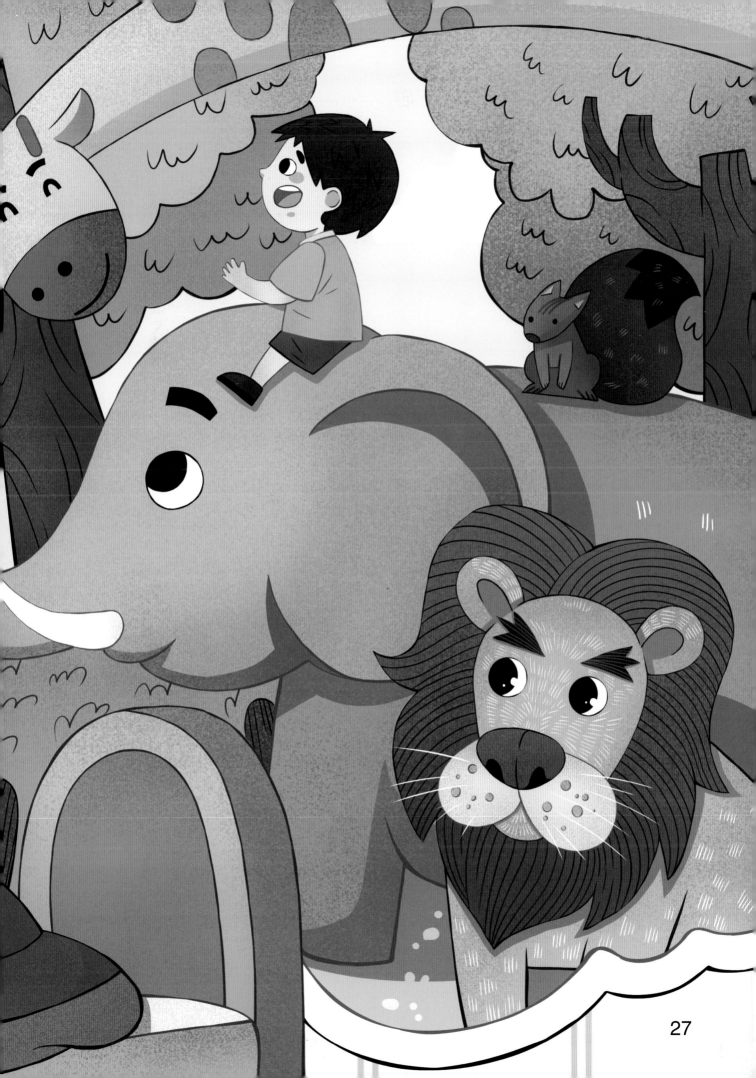

责任编辑　瞿昌林
责任校对　高余朵
责任印制　汪立峰

项目策划　北视国

图书在版编目（CIP）数据

　　走开！病毒怪 / 刘宝恒编著 ． — 杭州 ： 浙江摄影
出版社， 2023.1
　　（病毒防护我能行）
　　ISBN 978-7-5514-4196-4

　　Ⅰ．①走… Ⅱ．①刘… Ⅲ．①病毒病－防治－儿童读
物 Ⅳ．① R511-49

　　中国版本图书馆 CIP 数据核字（2022）第 193892 号

ZOUKAI! BINGDUGUAI

走开！病毒怪
（病毒防护我能行）

刘宝恒　编著

全国百佳图书出版单位
浙江摄影出版社出版发行
　　　地址：杭州市体育场路 347 号
　　　邮编：310006
　　　电话：0571-85151082
　　　网址：www.photo.zjcb.com
制版：北京北视国文化传媒有限公司
印刷：唐山富达印务有限公司
开本：889mm×1194mm　1/16
印张：2
2023 年 1 月第 1 版　　2023 年 1 月第 1 次印刷
ISBN 978-7-5514-4196-4
定价：39.80 元